FACULTÉ DE MÉDECINE DE PARIS   N° 401

THESE

POUR

LE DOCTORAT EN MÉDECINE

Présentée et soutenue le 8 août 1874,

Par Joseph BERTRAND,

Né à Salces (Pyrénées-Orientales).

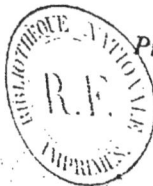

MALADIE DE MÉNIÈRE

Le Candidat répondra aux questions qui lui seront faites sur les diverses parties de l'enseignement médical.

A. PARENT IMPRIMEUR DE LA FACULTE DE MEDECINE

31, RUE MONSIEUR-LE-PRINCE, 31.

1874

FACULTE DE MÉDECINE DE PARIS

Doyen, M. WURTZ.

Professeurs. MM.

Anatomie	SAPPEY.
Physiologie	BÉCLARD.
Physique médicale	GAVARRET.
Chimie organique et chimie minérale	WURTZ.
Histoire naturelle médicale	BAILLON.
Pathologie et thérapeutique générales	CHAUFFARD.
Pathologie médicale	AXENFELD. HARDY.
Pathologie chirurgicale	DOLBEAU. TRÉLAT?
Anatomie pathologique	CHARCOT.
Histologie	ROBIN.
Opérations et appareils	LE FORT.
Pharmacologie	REGNAULD.
Thérapeutique et matière médicale	GUBLER.
Hygiène	BOUCHARDA7.
Médecine légale	TARDIEU.
Accouchements, maladies des femmes en couche et des enfants nouveau-nés	PAJOT.
Histoire de la médecine et de la chirurgie	LORAIN.
Pathologie comparée et expérimentale	VULPIAN.
Clinique médicale	BOUILLAUD SÉE (G). LASÈGUE. BEHIER.
Clinique chirurgicale	VERNEUIL. GOSSELIN. BROCA. RICHET.
Clinique d'accouchements	DEPAUL.

Professeurs honoraires :
MM. ANDRAL, le Baron J. CLOQUET et DUMAS.

Agrégés en exercice.

MM. BAILLY.	MM. CRUVEILHIER.	MM. GRIMAUX.	MM. OLLIVIER.
BALL.	DAMASCHINO.	GUÉNIOT	PAUL.
BLACHEZ.	DE SEYNES.	ISAMBERT.	PERIER.
BOCQUILLON.	DUPLAY.	LANNELONGUE.	PETER.
BOUCHARD.	DUBRUEIL.	LÉGORCHÉ.	POLAILLON.
BROUARDEL.	GARIEL.	LE DENTU.	PROUST.
	GAUTIER.	NICAISE.	TILLAUX.

Agrégés libres chargés de cours complémentaires.

Cours clinique des maladies de la peau	MM. N. ROGER.
— des maladies des enfants	N.
— des maladies mentales et nerveuses	PANAS.
— de l'ophthalmologie	Marc SÉE.
Chef des travaux anatomiques	

Examinateurs de la thèse.

MM. CHARCOT, *président :* ROBIN, BROUARDEL, BOUCHARD.

M. LE FILLEUL, *Secrétaire.*

MALADIE DE MÉNIÈRE

Deux noms français dominent l'histoire de la maladie que nous étudions : Flourens et Ménière.

Le premier, professeur au Collége de France, était un savant physiologiste doublé d'un habile expérimentateur; le second, médecin de l'Institut des sourds-muets, possédait deux qualités qui font en science les hommes d'élite : l'esprit d'observation et le talent de généralisation. En 1824, Flourens commençait ses remarquables expériences sur l'organe de l'audition. Il arriva à démontrer que les lésions de l'oreille interne provoquaient des phénomènes différents, suivant qu'elles intéressaient le limaçon ou les canaux demi-circulaires. Dans un cas, il y avait des troubles de l'ouïe; dans l'autre, des vertiges. En 1850, Brown-Séquard reprit les expériences de Flourens et aboutit aux mêmes résultats. Plus tard, MM. Vulpian, Czermark, Gall, Lœvenberg, Goltz, et tout récemment Cyon, de Saint-Pétersbourg, confirmaient ce qu'avait prouvé le savant physiologiste français. Certains travaux étrangers, malgré le cachet d'originalité dont on cherche à les couvrir, ne sont que les éditions successives des expériences faites au Collége de France. — Flourens avait donc préparé les voies, lorsqu'en 1861 Ménière présenta à l'Académie de médecine son important mémoire « *sur des lésions de l'oreille interne donnant lieu à des symptômes de congestion cérébrale apoplectiforme.* » Aucun auteur ancien n'avait décrit une pareille affection.

Saissy et Viricel n'avaient parlé que fort vaguement de troubles nerveux dans l'otite interne.

Itard et Bérard n'avaient fait qu'entrevoir la possibilité de lésions de l'oreille interne, comme pouvant produire la surdité. Donc, quoi qu'on ait prétendu, c'était bien une maladie nouvelle que Ménière venait de faire connaître ; du reste, la postérité a été juste en donnant à cette maladie le nom de celui qui, le premier, en avait décrit les symptômes.

Quelque temps après, Hillairet confirmait l'idée de Ménière et rattachait les symptômes nerveux à une lésion du labyrinthe. Puis Trousseau vint prêter à cette découverte l'autorité de sa parole. Knapp, Duplay, Brunner, Swanzy, Toynbee, etc., ont fait des travaux qui ont singulièrement accru l'intérêt de la question. Enfin, dernièrement, M. Charcot vient de faire sur la maladie de Ménière deux conférences remarquables à l'hospice de la Salpêtrière. Grâce à l'attrait que le savant professeur a su répandre sur son récit, cette affection bizarre est aujourd'hui connue de tout le monde médical. L'élan est donné, il ne s'arrêtera plus. La physiologie et la clinique nous feront peut-être connaître avant peu toutes les lois qui président au développement de la maladie de Ménière, et le traitement établi sur des bases plus sûres pourra peut-être triompher des redoutables accidents qu'elle amène à sa suite.

SYMPTÔMES ET MARCHE.

Ménière localisa son affection dans le labyrinthe. Disons d'abord qu'on appelle de ce nom l'ensemble des cavités flexueuses situées entre le tympan et le conduit auditif interne. Ces cavités, au nombre de cinq, sont : le vestibule, les trois canaux demi-circulaires et le limaçon. Le vestibule, qui en occupe la partie moyenne, est un sphéroïde irrégulier, communiquant avec la caisse par la fenêtre ovale. De sa partie postérieure et supérieure s'élèvent les canaux; à sa partie inférieure et interne est le limaçon. La maladie que nous étudions est constituée par deux genres de symptômes : d'un côté, des bourdonnements, des sifflements et une surdité qui arrive souvent à l'annihilation absolue de l'ouïe; et, d'autre part, des vertiges spéciaux avec céphalalgie, pâleur, sueur, faiblesse, nausées et vomissements. Les premiers indiquent des troubles dans le limaçon : les seconds sont caractéristiques d'une lésion dans les canaux demi-circulaires.

Nous disons une lésion, et cependant nous croirions volontiers que, dans ce labyrinthe qui renferme des organes d'une délicatesse extrême, il ne soit nullement besoin de lésions matérielles appréciables pour produire ces accidents graves, dont l'ensemble constitue la maladie de Ménière. Ne voyons-nous pas d'ailleurs que tous ces appareils de sensibilité spéciale sont admirablement disposés pour qu'une petite cause y produise de grands effets? Une simple pression sur le globe oculaire occasionne une vive douleur, des lipothymies et quelquefois aussi du vertige; même si la pression s'exerce sur des points spéciaux, ne voyons-nous pas apparaître ces petites lueurs qu'on appelle phosphènes, qui sont à l'appareil de de la vision ce que les bourdonnements et les sifflements sont à celui de l'audition ? D'ailleurs les auteurs sont nombreux qui partagent cette manière de voir. Ménière démontre que l'exsudation sanguine qu'il a trouvée n'a produit de vertige que par augmentation de pression intra-labyrinthique. « Le résultat, dit-il, est analogue à celui qui est produit lorsqu'une cause quelconque vient à enfoncer dans la caisse le manche du marteau. » Trousseau en parlant de Burgrave affecté d'une otite purulente, dit que la compression exercée par le pus avait amené « tous les symptômes que Ménière a rapportés aux lésions du labyrinthe. » M. le professeur Charcot va plus loin encore : « Il y a lieu de croire, dit-il, d'après l'ensemble des faits, qu'une pression quelconque exercée sur le tympan et propagée au labyrinthe par la chaîne des osselets suffit à déterminer les symptômes du vertige de Ménière. » Eu égard à ce mécanisme, par pression intra-labyrinthique, que peuvent produire tant de causes multiples, il est facile de concevoir qu'on ne doit pas rencontrer fréquemment la maladie de Ménière à cet état qu'on a appelé idiopathique. Mais pourquoi, pourrait-on nous objecter, les accidents de Ménière sont-ils si rares dans les lésions de l'oreille autres que celles du labyrinthe ? Et d'abord, le sont-ils ? Jusqu'à ces derniers temps où la symptomatologie de ces lésions n'avait pas été parfaitement établie, les médecins donnaient volontiers à ces bourdonnements, à ces sifflements, à ces vertiges et à tous ces troubles de l'équilibre une origine uniquement cérébrale. On voit dès lors avec quelle facilité, en présence de pareils symptômes, de simples lésions de l'appareil auditif devaient passer inaperçues. Et puis, pourquoi ne tiendrions-nous pas compte de l'idiosyncrasie ? « Chez quelques personnes, dit Bonnafont, il suffit d'une goutte d'eau apposée sur la membrane du tympan pour provo-

quer de violents accès de vertige. » D'ailleurs on pourra
constater que les malades qui font le sujet de nos observations sont ou pléthoriques ou très-nerveux.

Avant d'avoir souffert des oreilles, quelques-uns avaient
déjà une tendance prononcée au vertige, prenaient facilement le mal de mer. Voyons maintenant sous quel aspect
se présente à nous la maladie de Ménière. Dès le début,
et pour donner plus de clarté à notre description, hâtons-
nous de dire que la maladie de Ménière n'a pas que le
vertige pour symptôme ; il y a aussi des bourdonnements,
de la pâleur, des lipothymies, quelquefois des troubles de
la vue. Par conséquent, nous ne prendrons pas comme
synonyme de maladie de Ménière l'expression de *vertige ab
aure læsa*, pas plus que celle d'*otite labyrinthique*.

L'une en diffère en effet par des signes spéciaux que
nous énumérons dans le diagnostic ; l'autre n'est qu'un
symptôme, important il est vrai, que l'on est exposé à
rencontrer dans beaucoup d'affections de l'oreille, autres
que la maladie de Ménière. Un malade sent tout à coup
des bourdonnements et des sifflements dans une oreille.
Il est pris subitement de vertiges ; sa démarche est mal
assurée et chancelante, comme celle d'un alcoolique : enfin
il trébuche et tombe. Il ne perd pas connaissance ; mais il
est faible, il a de la difficulté pour se relever. Il reste pâle,
couvert d'une sueur froide. Sa vue est légèrement troublée ;
les objets tournent autour de lui ; parfois ils se balancent
et flottent devant ses yeux. Lui-même est pris quelquefois
d'un tournoiement de valse. Au milieu de tous ces troubles, le nombre des inspirations n'a pas varié, non plus
que celui des pulsations, et la température est restée nor-
male. Puis le calme arrive au bout d'un temps générale-
ment assez court. Le malade revient à la santé, mais il
s'aperçoit bientôt que son ouïe est très-affaiblie ; quelquefois il ne peut entendre que certains sons, et son oreille

est le siége de bruits étranges. Il croit entendre le bruit d'un orchestre, le son des cloches, le bruissement d'une cascade, le sifflet d'une locomotive, etc. Si alors on fait l'examen de l'appareil auditif, on pourra constater quelque lésion qui indiquera la nature du mal. Si celui-ci est livré à lui-même, une nouvelle attaque surviendra avec tous les symptômes que nous venons de voir. Les accès, d'abord rares et peu intenses, se rapprocheront, et toujours à ce moment les bourdonnements et les sifflements auront une intensité nouvelle. Plus tard, les accès deviendront subintrants; le patient n'aura plus un seul moment de répit! Enfin la surdité deviendra complète, absolue, et les malades arriveront au lamentable état dans lequel on peut voir à la Salpêtrière la femme dont M. Charcot a raconté l'histoire et qui fait l'objet de notre 19e observation.

Du reste, pour avoir un tableau plus complet de ces symptômes, nous pensons qu'il sera utile de rapporter ici les quelques observations que nous avons pu recueillir.

De ces observations, nous avons fait une division purement artificielle, afin de répandre plus de clarté sur notre travail. Eu égard aux causes qui peuvent amener les accidents de Ménière, nous avons partagé nos observations en trois groupes :

En première ligne, nous classons les cas dans lesquels la lésion primitive réside, ou bien est sensée résider dans le labyrinthe.

Ici pas de cause appréciable, ou plutôt pas de cause appréciée.

C'est là ce qu'on appelle la maladie de Ménière par excellence, celle que, pour ce motif, on a décorée, à raison ou à tort, du nom d'idiopathique, subordonnant ainsi des accidents graves à une simple lésion qu'on n'a pu constater que très-rarement et par hasard.

En deuxième ligne, nous mettons les cas où la maladie sera survenue à la suite de lésions de la caisse. Nous verrons que, pour avoir leur cause première en dehors du labyrinthe, ici les symptômes de Ménière ne seront ni moins caractéristiques, ni moins accentués que dans le premier groupe.

Enfin, en troisième lieu, nous grouperons les observations dans lesquelles de simples lésions, existant en dehors de la membrane du tympan, ont pu amener des accidents redoutables, à tel point qu'elles ont souvent donné lieu à de graves erreurs de diagnostic.

Ier GROUPE. — Observations dans lesquelles la lésion primitive existe dans le labyrinthe.

OBS. I (Ménière) *résumée*. — X..., docteur, fut pris tout à coup d'éternûments violents; sa démarche était chancelante, non en ligne droite; il ressentait de la pesanteur dans la région occipito-mastoïdienne gauche... Il tourne de droite à gauche, son intelligence est intacte. On pratique une saignée, on donne des purgatifs. La santé reste bonne, mais l'ouïe s'affaiblit.

OBS. II (Id.) *résumée*. — M. J..., docteur méridional, tempérament bilieux, a eu les fièvres intermittentes, a pris beaucoup de quinine, et il est resté des bourdonnements. Tout à coup il est pris de vertiges suivis de vomissements. Les variations de température paraissent exercer une influence sur la production de ces vertiges... Il était quelquefois si faible qu'il tombait subitement.

OBS. III (Id.) *résumée*.—X. et Y..., tous les deux pléthoriques, furent pris d'un vertige subit avec sifflements et nausées...; ils ont aujourd'hui une surdité complète.

OBS. IV (Id.) *résumée*. — X..., très-nerveux, est pris de vertige. La sueur perle sur son front; il a un affaiblissement de l'ouïe.

OBS. V (Id.) *résumée*. — X..., artiste, se trouvait dans une soirée; étant sorti à un moment où il avait très-chaud, il sentit un coup de sang dans son oreille gauche...; il éprouve une sorte de syncope, mais

il n'a pas de nausées. Dans la nuit il est pris de vomissements abon-
dants. Son lit ressemble à un vaisseau roulant. L'ouïe diminue.

Obs. VI (Id.) *résumée.* — J..., cocher, éprouve un vertige; sa vue se
trouble, les objets oscillent devant ses yeux comme si sa voiture était
en mouvement. Il n'a ni mal de tête, ni nausée. L'appétit est bon,
mais J... reste sourd.

Obs. VII (Id.) *résumée.* — La demoiselle Z..., étant à l'époque de ses
règles, voyagea la nuit en hiver sur l'impériale d'une diligence et
éprouva par suite d'un froid considérable une surdité complète et su-
bite. Reçue dans le service de Chomel, Z..., présentait comme symptômes principaux des vertiges continuels. Le moindre effort pour se
mouvoir produisait des vomissements. La mort arriva le cinquième
jour.

Obs. VIII (Knapp) *résumée.* — X..., sentit des bourdonnements dans
une oreille; il fut pris de vertiges à la suite desquels il resta sourd.
Plus tard il s'aperçut, à son grand étonnement, qu'il pouvait entendre
certains groupes de sons, mais qu'il avait une surdité absolue pour
d'autres.

Obs. IX (Brunner) *résumée.* — X..., fermier, 43 ans, en 1860, se plai-
gnait de dureté dans l'ouïe des deux côtés et de bourdonnements dans
l'oreille gauche... A 11 ans, en montant sur une échelle, la tête lui
tourna et il tomba. A l'âge de 20 ans, X..., devint sourd. Trois ans
plus tard, travaillant dans un étang, il avait eu une attaque de vertige
qui l'avait fait tomber dans l'eau. Il lui semblait alors que son oreille
droite était bouchée. Il vomissait souvent. Ces accidents disparurent
peu à peu, mais quelque temps encore, X... eut des vertiges et de
l'incertitude dans la marche... Son ouïe se perd de jour en jour.

Obs. X (Knapp) *résumée.* — Z..., de Philadelphie, 15 ans, bonne
santé, est pris un matin d'une attaque apoplectiforme; il devient pâle,
et se sent tellement faible qu'il se laisse tomber. Il a des nausées, des
vomissements; l'attaque dure un quart d'heure; puis, santé complète
pendant un an, mais il reste un affaiblissement de l'ouïe. Après une
nouvelle attaque semblable à la première, l'ouïe est totalement perdue.
Un an après cependant, l'ouïe est un peu revenue. Le malade parle
d'une manière intelligible, mais il prononce mal et omet plusieurs
consonnes, par exemple, le z.

Obs. XI (Id.) *résumée*.—Madame Z..., 32 ans, eut, il y a neuf ans, une première grossesse qui avait amené du vertige, des vomissements et des troubles de la vue qui durèrent deux mois ; mais l'ouïe ne fut pas atteinte. Deux ans après, une nouvelle grossesse survint sans accident. Trois ans plus tard encore, la naissance d'un troisième enfant lui fit éprouver des vomissements et des vertiges. Enfin, une quatrième grossesse étant survenue, elle mangea un jour beaucoup de fruits. Dans la nuit elle eut des vomissements, des nausées accompagnées de vertiges. Le matin la tête était lourde, et Z... vacillait d'un côté et d'autre... Elle ne perdit pas connaissance, mais l'ouïe était très-dure. Impossible de marcher sans aide, car elle trébuche comme si elle était en état d'ivresse.

Obs. XII (Id.). Madame S... D..., 42 ans, eut en mai 1870 un accès de vertige avec céphalalgie et nausées. Les objets vacillaient devant ses yeux, on lui appliqua de l'eau froide sur la tête. En décembre, une deuxième attaque survint, accompagnée de bourdonnements intenses. L'ouïe s'affaiblit. S... D... ne pouvait rester debout. Lorsqu'elle était couchée sur le côté, le lit et la chambre entière semblaient tournoyer en tous sens. Si elle se couchait sur le dos, la chambre paraissait se balancer de haut en bas et de bas en haut. Une semaine après, elle était complètement sourde. Plus tard la céphalalgie et les vertiges redoublèrent d'intensité, et la vue se troubla. On reconnut l'existence d'une irido-choroïdite, avec exsudation séro-albumineuse de nature syphilitique. On appliqua alors le traitement mixte ; la surdité disparut progressivement et la guérison était complète à la fin d'avril 1871.

IIᵉ GROUPE, — Observations dans lesquelles on pouvait constater des lésions de l'oreille moyenne.

Obs. XIII (Triquet.) *résumée*. Madame Z..., atteinte de vertige, éprouvait une propulsion vers la droite. Elle ne pouvait marcher sur le trottoir sans se jeter sur les passants de droite. Dans son lit, elle était malgré elle obligée de se coucher sur le côté droit. Cette femme avait eu dans l'oreille moyenne une inflammation qui s'était, dit Triquet, propagée dans l'oreille interne.

Obs. XIV (Burgraeve, docteur). — D'abord la démarche était incertaine ; le lendemain, il constata qu'il avait de la tendance à tourner. « Je me levai, dit-il, tout tournoya autour de moi, le parquet me parut mal assuré, je vacillai. » Puis des nausées, des vomissements, un vrai mal de mer se déclarèrent. Les extrémités supérieures conservèrent leur intégrité. « Enfin, je sentis des bourdonnements et des sifflements. Je fis une application de sangues autour du conduit auditif. L'écoulement reparut et les troubles nerveux diminuèrent. Cependant, durant plus d'un mois, j'eus de l'indécision dans mes mouvements. »

OBS. XV *résumée.* — Trousseau parle d'une femme affectée d'une surdité presque complète du côté droit. Elle accusait des bruits insupportables dans les oreilles et était saisie de vertiges. Tout semblait tourner autour d'elle et si, lorsqu'elle était debout, on élevait un peu trop la voix en lui parlant, elle saisissait les barreaux de son lit pour ne pas tomber à terre. Souvent elle se sentait poussée de gauche à droite, et, sur les trottoirs, elle avait grand soin de prendre toujours la droite, dans la crainte de tomber sur la chaussée. Elle avait des nausées, mais pas de fièvre ni d'embarras gastrique. Point d'amaigrissement notable; jamais il n'y avait eu de troubles dans les sécrétions hépatiques et rénales; le flux cataménial était normal.

OBS. XVI (Swanzy) *résumée.* — X..., capitaine au long cours, âgé de 44 ans, avait eu, en 1865, deux attaques de vertige; il entendait alors très-bien, mais quatre ans plus tard, en 1869, ayant été atteint d'une otite légère, il survint immédiatement des accès vertigineux qui amenèrent de la surdité, surtout du côté droit. Les objets semblaient osciller devant ses yeux en tournant du côté gauche. Enfin, il était si faible qu'il tombait. Après les accès, il avait des nausées et des vomissements bilieux. Sa santé était excellente.

OBS. XVII (Id.) *résumée.* — X..., âgé de 65 ans, il avait de la tendance au vertige qu'accompagnaient des nausées et des vomissements. Il y a six ans environ, il devint sourd, et les vertiges augmentèrent de fréquence et d'intensité. Actuellement il n'entend pas le tic-tac d'une montre appliquée sur son oreille droite. Un jour, après un petit excès de table, un nuage passa devant ses yeux et il tomba sur son voisin de gauche. Il vomit de la bile, et tout semblait tourner autour de lui.

OBS. XVIII (Id.) *résumée.* — X..., 60 ans, il est tellement sourd qu'il n'entend rien quand on lui crie à son oreille. Il a des vertiges fréquents qui le font ressembler à un alcoolique. Il tombe indifféremment des deux côtés.

Obs. XIX (Charcot). — Z..., femme de la Salpêtrière. Dès l'âge de 17 ans, des douleurs qui souvent l'empêchaient de dormir se firent sentir dans son oreille gauche, d'où s'écoulait un mélange de sang et de pus. Puis vinrent les vertiges qui, d'abord rares et peu intenses, s'accentuaient et se rapprochaient de jour en jour. « Etant assise, dit M. Charcot, elle éprouvait tout à coup des bourdonnements d'oreilles, et aussitôt il lui semblait que sa chaise se brisait sous elle. Z... poussait un cri, se levait vivement, et tout était fini. » Aujourd'hui elle porte sur le visage l'air d'un profond effarement; si on donne une impulsion à son lit, elle se cramponne, en proie à un état vertigineux continuel; Z... éprouve, en outre, la sensation d'un brusque mouvement de translation dont le seul indice extérieur est un tressaillement. Cette hallucination motrice, qui peut être une sensation de culbute ou de rotation, est suivie d'anxiété, de pâleur, sueurs froides, nausées et vomissements dans la plupart des cas. Z... a toujours une sensation de sifflement dans les oreilles, surtout à gauche, et ce sifflement augmente d'intensité un peu avant les accès. Il y a un affaiblissement considérable de l'ouïe.

Obs. XX (Id.). — X..., docteur, âgé de 44 ans. Il éprouva pour la première fois, il y a six ans, de la pesanteur de tête et des bourdonnements revenant par accès. Un jour, étant seul à la campagne, il sentit des sifflements insupportables dans son oreille gauche. Sa tête lourde semblait l'entraîner en avant, à tel point qu'il fut obligé de se coucher. Des nausées et des vomissements bilieux terminent la crise. D'autres attaques semblables étant survenues, toujours l'ouïe s'affaiblissait davantage.

Obs. XXI (Moos). — X... ressentait de violentes douleurs à l'apophyse mastoïde. Au douzième jour on constata la perforation de la membrane du tympan. Au quatorzième jour, il y eut de la céphalalgie, des vomissements et des vertiges. Au vingt-sixième jour il y eut une légère contraction de la pupille qui dura jusqu'au trente-sixième jour. Alors Moos passa le cathéter, et le malade fut immédiatement soulagé.

XXII (Brunner). — X..., sellier, 52 ans.
Il éprouve des bruits dans les oreilles depuis un an, et il a des attaques vertigineuses accompagnées de nausées intenses, de vomissements, de sueurs froides sur le front, toutes les fois qu'il fait un travail pénible.

L'ouïe est considérablement troublée.

III· GROUPE. — Observations dans lesquelles la lésion primitive existait en dehors du tympan,

Obs. XXII (Hillairet). — X..., lymphatico-nerveux, bonne santé. Il eut une otalgie suivie suivie d'un écoulement de pus par l'oreille droite. Après avoir mis de la créosote qui suspendit l'écoulement, on constata l'existence d'un polype. Mais alors survinrent de la céphalalgie des tournoiements de tête, une tendance à s'incliner du côté de l'oreille malade,

On remarqua de l'affaiblissement de la mémoire et de l'intelligence. Quand il n'y avait pas d'écoulement les accès étaient presque quotidiens. Mais on enleva les bourgeons charnus, et le pus s'écoula. On appliqua de la teinture d'iodure et les phénomènes nerveux disparurent.

Obs. XXIV (Toynbee) *résumée.* — Z..., 45 ans, devient un peu sourde et fut atteinte subitement de vertiges très-violents qui l'obligèrent à garder le lit.

Si elle voulait marcher, elle chancelait et tombait. Elle ne pouvait serrer les objets qu'elle tenait à la main.

Cette femme fut guérie par l'extraction de masses cérumineuses pressant sur la membrane du tympan.

Obs. XXV (recueillie à la consultation des maladies d'oreilles, de M. Tillaux. Les éléments nous ont été communiqués par M. Garsaux, externe de service.

M. Fr..., mécanicien, pléthorique, 58 ans, santé excellente.

Mais il se trouve sous l'influence d'un état vertigineux continuel. Vers l'âge de 23 ans, il eut dans l'oreille gauche un petit abcès qui lui donnait des *défaillances*, selon son expression. En 1848, il fut embarqué et, pendant les dix-huit mois qu'il passa à bord, il eut à souffrir d'un mal de mer atroce. Le simple balancement du navire lui donnait le vertige : « Je ne pus jamais parvenir à avoir le *pied marin*, » dit-il. Néanmoins, l'audition était excellente. Plus tard, il avait quelquefois, pendant son travail, senti des tintements dans les oreilles. Dans son atelier de mécanicien, bien qu'il ait la spécialité d'ajusteur, M. Fr... avait précisément à côté de lui des frappeurs sur métaux qui faisaient toute la journée un bruit assourdissant. Le 1er février 1874, il se déclare un écoulement de pus par l'oreille gauche, accompagné d'une violente céphalalgie qui persiste jusqu'au 4. Ce même jour, pendant qu'il se rendait à l'atelier, M. Fr... sentit des élancements dans les oreilles, puis des éblouissements et du vertige. Il chancelait et trébuchait comme s'il se fût trouvé en état d'ivresse. Il revint chez lui, et le soir il eut des vomissements. Puis l'ouïe s'affaiblit. Mais M. F... avait toujours ses élancements dans l'oreille gauche, et il entendait ses bourdonnements qu'il comparait à la vapeur d'une machine. Parfois ceux-ci redoublaient d'intensité; alors, le corps penché en avant, les jambes écartées, M. Fr... s'écriait au milieu de sa famille au désespoir: *« J'ai le mal de mer.... il y a donc du roulis ici. »* Quelques jours après il était devenu tellement sourd qu'étant couché sur l'oreille droite, il n'entendait pas le tic-tac d'un coucou placé à côté de son lit.

Cependant la santé était bonne, l'appétit excellent.

M. Fr... marchait droit devant lui quand il regardait en avant. Mais s'il tournait la tête à droite ou à gauche, il avait de la tendance à tomber du côté correspondant. Les bruits qu'il avait dans l'oreille lui produisaient la sensation d'une personne qui emboîtait le pas derrière lui. Et c'est en se retournant pour regarder qu'il avait le vertige et tombait de côté. M. Fr... pâlissait et avait une transpiration abondante. Dans l'espace de quelques jours, ses cheveux blanchirent. Le médecin de son atelier ordonna de la magnésie et de la quinine qui n'amenèrent aucune amélioration.

Le 22 février 1874, M. Fr... vient à Lariboisière, et M. Tillaux diagnostique une maladie de Ménière. On examine le conduit auditif gauche, et on le trouve rempli d'un liquide fétide. L'introduction du spéculum avait été douloureuse. Le fond du conduit est blanchâtre. La membrane du tympan est tapissée d'une couche de pus. M. Fr... n'entend pas le bruit d'une montre appliquée sur le spéculum. M. Tillaux ordonne des injections.

15 mars. L'acuité auditive est revenue. Les bourdonnement ont presque complètement disparu.

Le 30. M. Fr... perdit son frère, et, après l'enterrement, il sentit dans son oreille un son de cloches assourdissant, qui dura pendant huit jours. Aujourd'hui, M. Fr... se porte à merveille, grâce au traitement de M. Tillaux. — Tout bruit d'oreilles a disparu. Il entend aussi bien de l'oreille gauche que de l'oreille droite. Il se tient ferme sur ses jambes, mais il a encore sa constitution vertigineuse. Si, par hasard, il passe sur un pont de bateaux ou sur une passerelle suspendue, M. F... sent des nausées, il chancelle. il a son mal de mer.

Bertrand.

3

Obs XXVI (recueillie à la consultation de M. Tillaux).— Cr..., clerc, 28 ans, très-nerveux, bonne constitution.

Il se trouvait en été 1873 à la campagne, un jour de forte chaleur. Tout à coup il sent dans son oreille un bruissement dont l'intensité augmente rapidement, au point de l'assourdir comme aurait fait une cascade tombant d'une grande hauteur. Lorsque ces bruits étranges ont atteint leur paroxysme, C... sent ses jambes faiblir et il tombe. Il est pris de nausées et rend de la bile. Il est là, seul, étendu dans un petit sentier comme curarisé, étonné de ce qui lui arrive, car, chose étrange, cet homme qui ne peut faire aucun mouvement, se rend parfaitement compte de ce qui se passe. Cr... entend des personnes s'approcher, l'entourer, le relever. Il peut leur parler, leur exprimer son étonnement sur l'accident qui le frappe, et il les remercie en disant qu'il va continuer sa route. Mais il ne peut se soutenir; il est faible, pâle; ses traits sont déprimés; une sueur froide perle sur ses mains et sur son visage, et il est obligé de se faire porter chez lui. Là Cr... s'aperçoit qu'il est un peu sourd de l'oreille gauche.

Le lendemain, cependant, Cr... peut reprendre son travail, mais il sent un bourdonnement continuel dans son oreille. L'appétit est bon, mais pendant que la digestion se fait, les bourdonnements redoublent d'intensité, et il survient un sifflement d'une nature particulière.

Cr... perçoit ce bruissement strident que produit dans les gares une machine qu'on chauffe en la laissant en repos. Pendant la marche, Cr... sent faiblir tantôt la jambe droite, tantôt la jambe gauche; se tenant debout, sans marcher, il est animé d'un mouvement pendulaire dont le centre est aux pieds; mais si l'on maintient le tronc immobile, le centre se déplace et remonte entre les épaules. Cet état de choses dure quelques semaines.

Effrayé de ces symptômes, Cr... va trouver des médecins qui lui ordonnent des purgatifs, une alimentation tonique de la gymnastique, l'hydrothérapie, etc. — Aucune amélioration ne se fait sentir. Un matin, Cr.. se rendait à son bureau. En passant sur la place du Palais-Royal son sifflement redouble; la tête lui tourne; les objets se balancent devant ses yeux; ses jambes faiblissent. Il allait tomber quand il est pris d'un soubresaut, et aussitôt, la tête baissée et les bras en avant, il court après son centre de gravité, comme un homme qui trébuchant au milieu de sa course, cherche à rétablir son équilibre. A peine a-t-il le temps de saisir un banc sur lequel il tombe affaissé. Cr..est pâle et transpire abondamment. Néanmoins ce malaise se calme peu à peu, et il peut se rendre sans aide à son bureau. A partir de ce jour, Cr... tomba dans l'abattement ; son moral était affecté, et il se décida à aller auprès de sa famille. Là, Cr... parut éprouver une légère amélioration, mais souvent, nous dit-il, « pendant que j'étais couché, il me semblait que mon ciel de lit s'écroulait, que toute la chambre tournait et que moi-même j'étais précipité violemment hors du lit, à tel point que j'étais obligé de me cramponner aux draps et de prendre n'importe quel point d'appui pour ne pas tomber. Enfin, tous ces vertiges, ces bourdonnements et ces sifflements étant devenus mon état normal, je me décidai à revenir à Paris. Du reste ma santé n'en souffrait pas ; mon appétit était bon, il paraissait même augmenté ; néanmoins, mes digestions étaient toujours pénibles et avaient le privilége d'exaspérer mon sifflement.»

A Paris, Cr... put reprendre son travail ; jamais il n'éprouva la moindre difficulté pour écrire. La surdité augmentait toujours, mais Cr... n'établissait pas le moindre rapport entre ce symptôme et les troubles d'équilibration. Le 29 avril 1874, il vint à Lariboisière consulter M. Tillaux. Nous assistions à l'examen. — M. Tillaux appliqua une montre sur l'oreille gauche. Cr... n'entendit pas le tic. Puis on parla, on cria même à l'oreille du malade et celui-ci n'entendit rien, absolument rien. A la demande faite pour savoir s'il avait des bourdonnements, Cr... répondit qu'il avait un bourdonnement et un sifflement continuel, et qu'il sentait comme un poids très-lourd qui l'obligeait à porter la tête en avant. « Avez-vous jamais eu de vertige ? » demanda M. Tillaux. « Oui, répondit le malade, mais il tient à un trouble de l'estomac, » et sur l'invitation du chirurgien de Lariboisière, Cr... nous raconta son histoire en détail.

Après la narration, M. Tillaux dit : « Nous avons là un très-bel exemple de la maladie de Ménière. Tous les symptômes y sont. Cette affection est due à une lésion du labyrinthe. La surdité deviendra de plus en plus prononcée, mais les symptômes nerveux finiront probablement par disparaître. Alors M. Tillaux introduisit le *speculum auris*, non sans provoquer une vive douleur, et il constata avec surprise un corps grisâtre, dur comme de la pierre. Sur-le-champ on fit des injections qui durèrent près d'une demi-heure. Au bout de ce temps, on réussit à retirer un gros bouchon de cérumen qui semblait moulé dans le conduit. Mais Cr... s'était levé, il paraissait étonné. « J'entends, s'écria-t-il ; je n'ai plus mon sifflement ; je ne sens plus sur ma tête ce poids qui me paraissait si lourd. » On lui appliqua une montre contre l'oreille gauche ; il entendit, en effet, très-bien le tic-

tac; chose singulière, il l'entendait même mieux qu'avec l'oreille droite.
Pendant la semaine nous vîmes Cr... encore sous l'heureuse impression de cette amélioration. Son mouvement d'oscillation durait cependant toujours, bien qu'il ne fût plus aussi accusé. Les digestions
se faisaient mieux qu'auparavant. Le dimanche suivant, 26 avril, à la
consultation de Lariboisière, on constata que l'acuité auditive était
plus prononcée du côté droit. Néanmoins, l'oreille gauche entendait
encore bien le tic-tac de la montre. A l'inspection, on trouva la membrane du tympan un peu épaissie; elle est fortement concave en
dehors; l'apophyse externe du marteau est saillante. Ces lésions ré-
sultaient évidemment de la compression que le cérumen avait exercée
si longtemps sur la membrane. Pour porter celle-ci en dehors, on fit
quelques insufflations de Politzer, après lesquelles on constata une
amélioration. M. Tillaux conseilla au malade de continuer ces insufflations; mais depuis ce dimanche on n'a plus revu Cr... à Lariboisière, et M. Tillaux a toujours été profondément étonné d'ignorer ce
qu'il était devenu.

Est-il guéri ou a-t-il au contraire revu son vertige? Certes, cette
dernière supposition est la plus probable, si, comme tout porte à le
croire, Cr... n'a pas continué ces insufflations qu'on avait commencées
à Lariboisière.

La membrane du tympan épaissie, il doit s'être fait une ankylose
des osselets, et la fenêtre ovale doit s'être trouvée dans les conditions
de pression que produisait anciennement le bouchon cérumineux.

Remarque. — On trouvera peut-être que nous nous
sommes un peu longuement étendu sur l'histoire de
M. Fr., et de Cr... Mais, en donnant tous les détails de ces
deux observations, nous tenons surtout à prouver que
nous avons réellement affaire à une maladie de Ménière.
« Tous les symptômes y sont » dit M. Tillaux, et, cependant, la lésion primitive se trouve dans le conduit auditif
externe.

Obs. XXVII (Voisin). — X..., très-nerveux.
Il suffisait d'exercer une pression sur le tragus ou à l'entrée du conduit auditif externe pour provoquer et augmenter la sensation de
tournoiement, en même temps qu'on produisait une douleur très-

vive; quelquefois le malade ne pouvait marcher droit, trébuchait et serait tombé si on ne l'avait soutenu.

On voit à la lecture de toutes ces observations quelles formes bizarres peut revêtir la maladie de Ménière ; on est surpris des accidents terribles qu'elle peut amener. Qu'elle soit idiopathique ou bien occasionnée par de simples lésions du tympan ou du conduit auditif externe, toujours nous la voyons entourée de son cortége officiel de bourdonnements, de sifflements, de nausées, de vertiges et de troubles de l'équilibre. La surdité augmente jusqu'à devenir absolue, à moins qu'un traitement énergique ne vienne faire cesser la lésion et, partant, mettre fin aux symptômes. Nous en avons des exemples remarquables dans les observations de Swanzy (XVI, XVII et XVIII), où la simple insufflation d'air dans le tympan, amendait le vertige. Dans l'observation d'Hillairet (XIII), l'ablation d'un polype mit fin à tous les accidents nerveux. En citant cet exemple, Trousseau dit que M. Hillairet n'hésita pas à rattacher tous les phénomènes qu'il avait observés chez son malade à une lésion des canaux demi-circulaires, puis, s'autorisant des expériences physiologiques et du fait si bien décrit par MM. Vulpian et Signol, il conclut que les phénomènes nerveux sont la conséquence probable des lésions de l'oreille interne. Comme nous l'avons fait déjà pressentir dès le début, nous ne partageons pas entièrement cette manière de voir.

Nous ne trouvons aucune impossibilité à ce qu'une simple pression, s'exerçant sur des organes d'une aussi grande ténuité que ceux que renferme le labyrinthe membraneux, puisse produire des phénomènes nerveux du genre de ceux qu'on trouve dans la maladie de Ménière. Du reste, si la pression, venant de l'extérieur, produisait toujours dans le labyrinthe une modification de structure, celle-ci, une fois créée, devrait être indépendante de la lésion externe. A elle seule, et bien qu'on fît disparaître la cause première, elle devrait suffire pour ramener les bourdonnements et les vertiges. Or, que voyons-nous dans cette observation d'Hillairet ? Il s'agit d'un malade chez lequel un traitement tout à fait externe a fait disparaître tous les symptômes nerveux.

Le bistouri et l'iode pouvaient-ils agir sur une lésion des canaux semi-circulaires ? Le Dr Burgraëve, les malades dont parle Swanzy, ce médecin dont Charcot nous raconte l'histoire, qui tous présentaient les symptômes caractéristiques de la maladie ont été délivrés de leurs accidents. Certes, nous sommes loin de nier que quelquefois, peut-être même souvent, les lésions labyrinthiques ne soient la cause primitive.

Mais en, méditant sur les observations que nous avons pu recueillir, nous avons été amené à croire qu'il fallait accorder une place à la simple pression, nous rappelant surtout que, dans l'unique autopsie qu'il eût faite, Ménière avait avoué que ce n'était que « par augmentation de pression intra-labyrinthique que l'exsudation sanguine avait amené du vertige. »

Mais, pour produire tout son effet, la pression doit se trouver dans des conditions spéciales. Il lui faut un terrain préparé pour amener les accidents de Ménière. Les malades dont nous avons parlé sont, ou pléthoriques, ou très-nerveux, deux conditions éminemment favorables pour produire du vertige. Des malades de Swanzy et de Knapp avaient du vertige !avant d'avoir jamais ressenti la moindre douleur dans les oreilles. Aussi une otite légère qui, chez d'autres sujets, n'aurait peut-être donné lieu à aucun symptôme nerveux, avait produit chez ces malades une affection de Ménière. M. Fr..., mécanicien, en est surtout un exemple très-frappant. Alors qu'il n'est plus sourd, alors qu'il est très-vigoureux, *le cœur lui manque*, dit-il, rien que pour passer sur un pont suspendu.

ANATOMIE PATHOLOGIQUE.

Comme nous venons de le voir, avec le nombre d'observations que l'on peut réunir sur les cas de maladie de Ménière, on a, en définitive, les éléments nécessaires pour faire une description complète de cette affection. La symptomatolologie, en un mot, est assez avancée. Mais nous sommes loin de pouvoir en dire autant de l'anatomie pathologique. Ce côté de la question est obscur, et il le sera encore longtemps, car, à moins de complications du côté des méninges, les malades ne succombent pas. A mesure que la surdité augmente, les phénomènes nerveux disparaissent et finissent par être oubliés. Plus tard, on se trouve en présence d'une infirmité incurable, dont on ne songe même pas à rechercher l'origine.

Aussi, la science n'a-t-elle pu enregistrer jusqu'ici que quelques rares autopsies de sujets ayant succombé après avoir présenté les accidents de Ménière.

Premier groupe. — James (1827) et Triquet trouvèrent, à la place du liquide de Cotugno, une lymphe plastique de récente formation et un épaisissement considérable de la membrane nerveuse qui tapisse les différentes cavités de l'oreille interne.

A l'autopsie de la fille de la VIIe observation, Ménière constata que les canaux demi-circulaires étaient les seules parties du labyrinthe qui offrissent un état anormal, consistant dans la présence d'une lymphe plastique rougeâtre remplaçant le liquide de Cotugno.

Politzer parle d'un cas, compliqué, il est vrai, de méningite basilaire. Le labyrinthe droit était rempli de sang coagulé et légèrement altéré, avec ramollissement des parties membraneuses. Le labyrinthe gauche était rempli d'un liquide purulent avec destruction complète de ces mêmes parties.

Deuxième groupe. — La femme de la salle Saint-Bernard, dont Trousseau raconte l'histoire (XVe), avait une membrane du tympan déprimée vers son centre, et présentant à ce point un enfoncement que Triquet attribue à la soudure des osselets de l'oreille. Dans les cas rapportés par Swanzy les altérations pathologiques consistent le plus souvent en une sclérose de la muqueuse qui tapisse l'oreille moyenne avec épaisissement et perte d'élasticité de cette membrane ; celle-ci, portée en-dedans, vient souvent au contact du promontoire.

La femme de la Salpêtrière, offre les lésions suivantes :

1° A droite, la membrane est un peu épaissie, couverte de dépôts verdâtres.

2° A gauche, elle a disparu et elle est remplacée par des bourgeons fongueux.

Troisième groupe. — Enfin, chez le sujet dont parle Hillairet (XXIIIe), on constata l'existence d'un polype dont M. Richet fit l'ablation. Chez M. Fr... (XXVe) la membrane était recouverte d'un pus verdâtre, et chez Cr... (XVIe) on trouvait un cylindre cérumineux présentant les dimensions du conduit auditif externe.

PHYSIOLOGIE PATHOLOGIQUE.

Pour avoir les accidents de Ménière, que la cause primitive existe à l'intérieur ou qu'elle vienne du dehors, il faut, comme résultat final, qu'il y ait un trouble dans l'oreille interne.

Selon que la modification dans la pression intra-auriculaire existera dans le limaçon ou dans les canaux demi-circulaires, on verra apparaître, comme nous l'avons dit au début de notre travail, des symptômes d'une nature essentiellement différente. On a constaté, en effet, dans les expériences physiologiques, que si les canaux demi-circulaires seuls sont détruits, les animaux ne perdent pas l'ouïe ; tandis que, si la lésion porte seulement sur le limaçon, les animaux perdent entièrement la faculté d'entendre, mais ils ne présentent aucun trouble de l'équilibre ni aucun mouvement anomal.

Examinons quelles sont les conditions les plus favorables à la formation des symptômes de Ménière, et essayons de faire comprendre le mécanisme qui préside à leur production.

Vertige. — Le plus important de ces symptômes, celui qui prime tous les autres au point que la plupart des auteurs l'emploient indifféremment comme synonyme de l'affection elle-même, c'est le vertige. D'une manière générale, « le vertige est un trouble dans le sens de l'équilibre, » dit Brunner :

Sous l'influence de ce trouble, parfois tout tourne, tourne...., comme dit le vulgaire, mais parfois aussi l'on tourne soi-même. Pour préciser davantage, nous pouvons dire que le vertige, se présente sous trois formes principales (Wepfer).

1° Tantôt c'est la *titubation* dans laquelle on tombe d'avant en arrière ou d'arrière en avant. On l'appelle aussi mouvement de culbute, de recul, saut de tremplin. C'est le mouvement de translation dont parle M. Charcot. Cet auteur affirme que c'est l'espèce de vertige qu'on rencontre le plus fréquemment dans la maladie de Ménière. Exemples : obs. XIX, XXV, XVIII, etc.

Bertrand.

4

2° D'autres fois, c'est la *vacillation* dans laquelle on tombe de côté. Nous avons de cette deuxième espèce des exemples remarquables dans nos observations XIII, XVI, XVII, XVIII, XXIII.

3° Enfin, vient la *rotation*, dans laquelle on tourne en cercle. Les sujets des observations I, XII, XIV, étaient atteints de cette troisième espèce de vertige.

Pour être différentes quant à leur mode de production, ces trois formes de vertige se présentent toujours avec la même série de phénomènes. L'individu qui voit un précipice à ses pieds, la femme qui est prise de vertige en valsant, le passager qui souffre du mal de mer, éprouvent tous d'abord un malaise indéfinissable à l'épigastre, puis des nausées et quelquefois des vomissements. Leur face s'altère ; elle est tantôt pâle, tantôt congestionnée. Leurs extrémités se refroidissent. Leurs mouvements sont de plus en plus incertains. La respiration se trouble peu, mais ils sont dominés par une grande anxiété. Puis le pouls devient petit, dur, inégal, intermittent. Parfois une sueur froide couvre leur visage. A la fin, leur pensée se trouble, s'efface, et ils perdent connaissance. Eh bien, tous ces symptômes, nous avons pu les noter dans nos observations, revêtant parfois, il est vrai, un caractère spécial, dont la connaissance sera précieuse pour établir le diagnostic différentiel de notre affection.

Nous avons dit plus haut que les vertiges de Ménière ne se produisaient que lorsque les canaux demi-circulaires étaient intéressés. On sait, en effet, depuis Flourens, que le rôle de ces canaux consiste à donner à l'animal la notion précise de la place que sa tête occupe dans l'espace. Cette notion, l'animal l'acquiert par suite d'une série d'impressions acoustiques inconscientes émanant des canaux demi-circulaires. Chaque canal correspond à une des dimensions de l'espace. Or, d'après le savant physiologiste, la section du canal horizontal détermine une oscillation, et la section des canaux verticaux produit un mouvement de titubation, avec tendance au recul ou à la culbute.

Mais il était plus difficile de connaître la physiologie de la rotation. Il existait des exemples contradictoires qui entretenaient une grande confusion.

A l'origine, on admettait que le malade tournait du côté de la lésion. Trousseau, rapprochant l'exemple de cette femme de la salle Saint-Bernard, de celui du coq dont M. Vulpian avait fait l'autopsie, penchait assez vers cette opinion. D'un autre côté, MM. Hillairet en France, et Knapp en Amérique, donnaient les observations de malades qui tournaient du côté opposé à la lésion.

Or, il paraîtrait que le sens de la rotation est complètement indépendant du côté de la lésion.

Il résulte, en effet, des recherches de l'autrichien Breuer, que l'on peut prévoir, à peu près, les mouvements rotatoires qui vont suivre la section d'un canal demi-circulaire suivant la direction de cette section et aussi, suivant la direction de la tête au moment où se fait l'opération. Voilà l'explication que ces physiologistes nous donnent sur les trois espèces de vertige.

Brown-Séquard, lui, conclut que l'irritation simple du nerf auditif, de même que celle de tout nerf sensitif peut produire, par action réflexe, des convulsions, des vertiges et autres symptômes de troubles des fonctions de l'encéphale.

M. Vulpian tient le milieu entre ces deux écoles : pour lui, le vertige à son point de départ dans les lésions des canaux demi-circulaires, mais il serait dû aussi à une action réflexe consécutive à l'irritation périphérique des terminaisons du nerf auditif. Quoi qu'il en soit de ces diverses opinions, un fait demeure parfaitement établi, à savoir que les vertiges et les troubles de l'équilibre qui existent toujours dans la maladie de Ménière sont liés à une modification survenue dans les canaux demi-circulaires du labyrinthe.

Or, dans ces canaux se trouvent de petites branches nerveuses qui, pour avoir leur origine dans le nerf acoustique, n'exercent aucune influence sur la fonction auditive. Elles sont douées, nous venons de le dire, de la faculté d'agir sur la direction des mouvements. Leur section, bien loin de détruire l'ouïe, la rend plus vive en la rendant douloureuse. Mais, comment des branches qui viennent du nerf acoustique peuvent-elles servir à autre chose qu'à l'audition ? Le cerveau reçoit-il donc des impressions multiples lorsqu'on vient à exciter ce nerf ?

Tout ce mystère s'explique par une simple considération anatomique, et c'est encore à l'illustre M. Flourens que nous la devons. Goltz, Lœvenberg, Çyon, etc., n'ont fait que répéter ce qu'avait démontré, depuis longtemps, le savant physiologiste français.

Pour lui, le nerf acoustique qui se rend dans l'oreille par le conduit auditif interne n'est pas un nerf simple ; c'est un organe complexe qui se compose de deux parties très-distinctes : le nerf du limaçon et le nerf des canaux demi-circulaires. « Le premier de ces nerfs, le nerf du limaçon, ajoute Flourens, est le *vrai nerf auditif*, le limaçon est le vrai siége du sens de l'ouïe. »

C'est donc d'une modification survenue dans l'intérieur de cet organe que dépendent tous ces troubles subjectifs que l'on voit apparaître dans l'affection qui nous intéresse : les bourdonnements, les sifflements et la surdité.

Les bourdonnements et les sifflements sont dus, d'après Triquet, au développement vasculaire de l'appareil auditif, d'où résulte un ébranlement dans les filets nerveux terminaux, qui a pour effet la production des bruits anomaux. Du reste, ces phénomènes peuvent reconnaître une foule de causes qui se réduisent toujours à une excitation du vrai *nerf auditif*, du nerf du limaçon.

Or, un trouble quelconque dans le degré de pression intra-labyrinthique finit toujours par exciter le nerf du limaçon, et comme conséquence, par entraîner constamment à sa suite la production de bourdonnements et de sifflements. Mais comment vient la surdité, ces symptômes que l'on retrouve constamment dans la maladie de Ménière ?

Il est d'abord évident que, si l'on vient à sectionner le *nerf auditif*, le cerveau ne recevant plus l'impression des sons extérieurs que ce nerf a pour fonction de percevoir, l'animal n'aura plus la conscience de ces mêmes sons. Il sera atteint d'une surdité absolue. Nous croyons toutefois que la perte de l'audition peut arriver par un autre mécanisme. Dans nos observations, nous trouvons parfois des surdités qui n'existent que pour certains groupes de sons (VIII).

La théorie physiologique de la musique d'Helmoltz suffit pour nous donner la clef de toutes ces différences. Évidemment. pour qu'il y ait un trouble dans l'audition, il faut qu'il y ait une modification de la membrane basilaire qu'on trouve dans l'intérieur du limaçon. Cette membrane, on l'a constaté maintes fois, se déchire très-difficilement dans le sens de la longueur, tandis qu'elle cède très-facilement dans le sens perpendiculaire à cette longueur. Helmoltz considère les fibres de cette membrane comme une série de cordes indépendantes juxtaposées. A l'une de ses extrémités, cette membrane est 12 fois plus large qu'à l'autre, et les fibres ont des longueurs différentes; c'est donc tout à fait la disposition d'une harpe. Les ébranle-

(1) C'est aux dents de Corti qu'Helmoltz avait assigné ce rôle dans la 4me édition de son livre. Aujourd'hui, d'après un savant physicien français, M. G. Guéroult, ces organes ne serviraient peut-être que d'*étouffoirs*.

ments de ces fibres correspondent à une impression déterminée pour chacune d'elles. Si le liquide de Cotugno vient à vibrer suivant une certaine période, toutes les fibres dont la durée d'osillation correspond à cette période entreront en mouvement, et les autres resteront immobiles.

On ressentira donc une *combinaison* d'impressions déterminée pour une vibration donnée, différente pour tout autre. Voilà ce qui se passe à l'état normal. Mais si d'aventure une lésion du limaçon ou une exsudation sanguine, dont la densité est différente de celle du liquide de Cotugno. vient à modifier la pression qui s'exerce sur certaines fibres de la membrane basilaire, on comprend que ces fibres ne vibreront plus dans les conditions normales, ou que même elles pourront rester à l'état de repos. Dans le premier cas, on ne percevra que les sons qui vibreront à l'unisson des fibres intactes, et dans le deuxième les fibres, étant à l'état de repos et ne pouvant plus accomplir leurs vibrations, il y aura surdité absolue.

En terminant ces quelques considérations physiologiques, nous ne pouvons empêcher de faire remarquer le rôle important que joue dans la cavité labyrinthique un simple liquide, le liquide de Cotugno. En entretenant dans cavité la seule uniformité de pression, le liquide de Cotugno favorise l'harmonie des sons qui arrivent à notre oreille, de même qu'il préside à l'équilibre, cette harmonie des mouvements.

ÉTIOLOGIE.

Les causes capables d'amener les accidents de Ménière sont multiples. comme on a pu s'en convaincre à la lecture de nos observations. Mais pour nous un fait existe qui domine toute l'étiologie de cette affection : C'est l'*individualité pathologique*. Axenfeld regarde comme prédisposés aux vertiges les tempéraments apoplectiques et les sujets grêles, nerveux, irritables. Or, la plupart de nos malades présent ces formes de tempérament. Ici, c'est un bilieux méridional, plus loin ce sont deux pléthoriques dont Ménière nous raconte l'histoire. M... Fr... n'est-il pas un exemple remarquable de l'idée que nous émettons ?

Pendant les 18 mois qu'il passe à bord, il a le vertige ; aussi les accidents de Ménière lui viennent-ils lorsque, du côté de l'oreille, il y a une légère inflammation, si légère même que de simples injections la font disparaître et avec elle tous ces terribles accidents nerveux. Mais cette tendance au vertige persiste toujours; M. Fr... marche d'un pas mal assuré sur un pont de bateaux. Vienne une nouvelle otite, et nous sommes convaincu qu'elle entraînera chez M... F... une nouvelle maladie de Ménière. Nous avons un étudiant de nos amis, T. D..., à qui le vertige vient toujours dès qu'il entreprend de valser ; il est d'abord près de tomber et s'il veut persister il sent des nausées et il a de la tendance à la lipothymie. Dans une promenade qu'il a faite sur mer, tout près de la côte, et dans des conditions où aucun autre passager n'éprouvait de malaise, il fut pris d'un mal de mer assez violent pour inspirer des craintes sérieuses.

Ajoutons que T. D... n'a jamais souffert des oreilles. — Évidemment, chez ces sujets, il y a une constitution vertigineuse, où sous l'influence des otites, la maladie de Ménière se développera plus facilement que chez les autres. Ne serait-il pas intéressant pour l'étiologie de savoir si ces conditions rationnelles *à priori* existent réellement dans la pratique ?

Nous ne voulons rien préjuger, nous ne faisons que poser une simple question. Il y a peut-être beaucoup d'exemples contradictoires aux faits que nous exposons. Mais il y a là des coïncidences qui nous ont frappé, et nous les livrons aux méditations de chaque praticien.

La maladie de Ménière se déclare souvent sans causes appréciable. Saissy et Triquet accordaient une grande part étiologique à la diathèse rhumatismale, aux constitutions atmosphériques catarrhales.

Nous avons vu, chez la jeune fille dont Ménière a fait l'autopsie, quelle influence pouvaient avoir le froid et la suppression du flux cataménial. Parfois, les malades ont été exposés à un soleil intense (XVI), d'autres sont sous l'influence de l'état puerpéral (XI). Enfin, M. S. D... (XII) présente dans d'autres organes les preuves de l'existence d'une syphilis constitutionnelle. Cette syphilis, qui augmente le volume et la pesanteur des os du crâne, change, de même que toutes les autres causes qui amènent la maladie de Ménière, les conditions de pression dans lesquelles se trouvent les organes du labyrinthe.

On a fait intervenir aussi les maladies générales, des fractures du côté du rocher, comme on l'a vu chez le coq dont parle M. Vulpian. Quelquefois, par suite d'une otite moyenne, il se développe une inflammation qui détermine un trouble dans la pression intra-labyrinthique. « Peut-être alors, dit Duplay, y a-t-il dans le labyrinthe des modifications de structure qui favorisent l'exsudation sanguine. »

Ménière et Triquet ont observé que, si, avec un stylet mousse, on veut, à travers l'oreille moyenne, toucher la membrane de la fenêtre ronde, lorsqu'il existe une perforation du tympan, il y a alors un vertige tel que le malade peut être renversé. La simple injection peut produire alors le même effet (Trousseau). Viennent ensuite les causes capables de déterminer des otites externes, à la suite desquelles on a observé les accidents de Ménière. M. Fr. (XXV) avait à côté de lui des frappeurs qui l'assourdissaient ; Cr. (XXVI), avait un énorme bouchon de cerumen enchâssé dans le conduit auditif et comprimant la membrane du tympan.

Le malade d'Hillairet (XXIII) avait des bourgeons fongueux; enfin, chez le malade de M. Voisin (XXVII), il suffisait d'exercer une simple pression sur le tragus pour produire du vertige. Et les injections d'eau froide qui, outre qu'elles pressent sur la membrane du tympan, produisent une irritation réflexe, ne seraient-elles pas éminemment favorables, si on les continuait quelque temps, au développement de tous les accidents de Ménière?

DIAGNOSTIC.

Cette maladie est souvent méconnue des médecins, qui s'exposent ainsi à de graves mécomptes. Nous avons déjà signalé plusieurs erreurs de diagnostic à ce sujet. Rappelons pour mémoire que Cr. (XXVI) était tantôt traité comme épileptique, tantôt comme atteint de vertige stomachal; que M. Fr. (XXV) avait pris de la quinine et de la magnésie, d'après l'ordonnance du médecin de son atelier. M. le professeur Charcot dit qu'on avait soumis à la pratique des émissions sanguines l'homme qui était tombé sur la place de la Bourse, et qu'on donnait à une jeune Américaine du bromure de potassium pour la guérir d'une épilepsie qui n'existait pas.

Dernièrement encore, dans son cabinet, M. Charcot nous racontait l'histoire d'un malade qui venait de le consulter. Le médecin de province qui le lui avait adressé, avait eu, pour avoir diagnostiqué une maladie de Ménière, de très-vives discussions avec les autres médecins de sa petite ville. Ces derniers ne voulaient, paraît-il, à aucun prix, rattacher à une simple lésion de l'oreille des accidents qui paraissaient d'origine cérébrale. Mais alors, à quels signes pourrons-nous reconnaître la nature spéciale

Bertrand.

5

de ces accidents, et comment pourrons-nous les différencier des affections qui présentent du vertige? Lorsqu'un malade aura des bruits dans les oreilles, une diminution progressive de l'ouïe, des vertiges de date récente, surtout sans perte de connaissance, il faudra d'abord penser à une maladie de Ménière. Mais, qu'on prenne un *speculum auris*, et souvent, dit Duplay, « on constatera une rougeur et une vascularisation du manche du marteau qui enlèveront les doutes. »

Ces bruits, en un mot, qui précéderont l'accès, seront continus, et non saccadés comme les bruits carotidiens (Ménière). Leur surcroît d'intensité pourra même, jusqu'à un certain point, faire pressentir l'arrivée d'un nouvel accès.

La surdité sera un signe précieux, surtout si, étant survenue brusquement chez un individu bien portant, elle s'accroît après chaque accès, au point de devenir absolue. Les troubles de l'équilibre sont aussi caractéristiques de notre affection. Nous l'avons déjà dit, d'après M. le professeur Charcot, c'est la titubation qui se traduit par la culbute ou le recul qu'on observe surtout dans la maladie dont nous parlons. Le sentiment de rotation et de translation peut s'observer dans tous les vertiges; mais, dit M. Charcot, « je crois pouvoir affirmer qu'on ne le trouve jamais là, ni aussi accentué, ni aussi constant, qu'il l'est dans la maladie de Ménière. » Dans l'intervalle des accès, l'appétit est conservé, la santé est bonne; la pâleur qu'on peut trouver dans d'autres vertiges est ici de courte durée; jamais elle n'est remplacée par une rougeur intense, et elle est presque toujours accompagnée de sueurs profuses, ce qui est très-rare dans les autres vertiges. Enfin le malade ne perd jamais connaissance, et tous ces symptômes s'effacent rapidement. « S'il reste après l'attaque une crainte de voir les mêmes phénomènes se reproduire, il n'y a là rien de morbide dans le sens qu'on attache à cette expression (Ménière).

Diagnostic différentiel. — Certes, nous ne pouvons pas parler ainsi de la méningite, de l'hémorrhagie cérébrale ou de l'épilepsie, avec lesquelles on a parfois confondu cette affection. L'anémie, le vertige stomachal ont aussi des signes qui les font distinguer de la maladie de Ménière.

Vertige stomachal. — A propos du vertige stomachal, nous ne voulons parler évidemment que de celui qui survient dans l'abstinence ou dans l'irritabilité excessive de l'estomac. Mais quel rapport y a-t-il entre ce vertige, que peut calmer un peu de vin généreux, et le vertige de Ménière? Ici, rien de pareil; aucun aliment, aucun liquide n'a d'influence sur sa durée. La station horizontale seule peut amener du soulagement. D'un côté, des dyspeptiques; de l'autre, des gens bien portants jouissant de leurs facultés digestives. D'ailleurs, la surdité juge toujours la question.

Anémie. — *Et l'anémie*, dont les étourdissements, l'incertitude de la marche, les éblouissements, les bruissements d'oreilles, sont l'expression synthétique, comme le dit si bien M. le professeur G. Sée, dans sa description du vertige anémique; même en dehors de l'accès, l'anémique est toujours pâle, et quand le vertige approche, tous ses tissus sont exsangues. L'anémique est essoufflé à la moindre marche, tandis que Cr. (XXVI) faisait de la gymnastique, et que M. Fr. (XXV) continuait son travail de mécanicien. Enfin, où sont la surdité, la tendance à la rotation?

Épilepsie. — L'épilepsie a, elle aussi, des caractères spéciaux, qui empêcheront de la confondre avec la maladie
de Ménière. D'abord, auparavant l'épileptique *a eu des
absences*, selon l'expression de M. Germain Sée; en parlant,
il s'interrompait tout à coup, les yeux devenaient fixes, la
pupille était dilatée, immobile, et quelques secondes
après il continuait son discours.... Plus tard, on remarque l'embarras de la parole, des spasmes musculaires.
Mais, dans l'affection de Ménière, a-t-on jamais noté dans
les membres des fourmillements ou des engourdisse-
ments? « Jamais de paralysie ni de parésies temporaires »
(Charcot).

Hémorrhagie cérébrale. — Dans cette affection, nous avons
la distorsion des traits, il n'y a ni fièvre, ni convulsions;
c'est vrai; mais il y a une hémiplégie qui s'en va aussi
lentement qu'elle était venue vite.

Méningite. — Dans la *méningite*, enfin, les différences
sont encore beaucoup plus tranchées. L'abdomen est ré-
tracté. Il y a de la fièvre, du délire. Le malade est dans le
coma. On remarque du strabisme; du trismus et des convulsions passagères apparaissent. Enfin, la résolution
arrive avec les paralysies des organes des sens.

Certes, ce n'est pas là une affection que l'on pourrait
confondre avec la maladie de Ménière si quelquefois la
méningite n'avait, du côté de l'oreille interne, des complications auxquelles M. Voltolini a donné le nom d'otite
labyrinthique, et qu'il a confondue, à tort, selon M. Duplay, avec les accidents de Ménière.

PRONOSTIC.

Le pronostic de la maladie de Ménière est évidemment
lié à la cause qui a déterminé l'affection. Si c'est à des

masses cérumineuses purulentes ou fongueuses que sont dus les accidents, on pourra les faire cesser quand on voudra, en se débarrassant de la cause.

Mais si, dans l'otite moyenne, par exemple, le traitement est impuissant, si l'insufflation n'amène aucune amélioration de l'ouïe, même momentanément, le pronostic acquiert une gravité toute particulière. Les accès vertigineux, d'abord rares et peu intenses, s'accentuent et se rapprochent.

Les sifflements deviennent plus aigus, les vomissements existent toujours; après plusieurs attaques, la surdité est presque complète. Plus tard enfin, les symptômes vertigineux et les sifflements vont en s'affaiblissant et disparaissent; mais alors la surdité est absolue; témoin cet homme qui tomba sur la place de la Bourse. Il n'a plus de sifflements, mais, par contre, dit M. Charcot, « il est devenu sourd, tellement sourd que, bien qu'il demeure à proximité du Champ-de-Mars, il n'a absolument rien entendu le jour de l'explosion de la poudrière de l'avenue Rapp, en 1871.

TRAITEMENT.

Devant ces terribles accidents nerveux qui forment la maladie de Ménière, la thérapeutique s'est souvent trouvée impuissante. Souvent tous les traitements ont échoué, et la maladie a continuée sa marche pour arriver à son dénouement : la surdité complète.

Il ne faut pas, cependant, rester dans l'inaction; il faut tout faire, tout essayer au besoin pour combattre cette affection qui amène l'abattement; le désespoir même chez ceux qui en sont atteints. On doit rejeter d'abord l'idée de toute médication générale; c'est dans un seul organe que se trouve le siége du mal. La cause de tous ces accidents est quelquefois bien simple, aussi est-ce contre cette cause seule que l'on devra songer à agir : *sublatâ causâ, tollitur effectus.*

Les purgatifs et les vomitifs devront être radicalement proscrits, Kraw dit qu'ils affaiblissent le malade et qu'ils augmentent le mal (obs. XXV).

Il est des otorrhées que l'on devra s'habituer à respecter ; vouloir les supprimer c'est s'exposer, à faire renaître les symptômes nerveux (obs. VIII).

Avant tout, il est bien entendu que le médecin doit être sûr de son diagnostic ; il doit parfaitement se rendre compte du mécanisme de l'affection qu'il a sous les yeux. Pour cela, il lui est indispensable de connaître l'état du tympan et du conduit auditif externe, et nous sommes convaincu que cette simple précaution aidera maintes fois à la guérison d'une maladie qu'un diagnostic trop superficiel avait peut-être déclarée incurable. Rappelons-nous le cas de Cr... (obs. XXVI) où le hasard a fait découvrir un bouchon cérumineux, alors qu'on croyait *à priori* avoir affaire à une maladie de Ménière idiopathique. Chez lui, de simples injections d'eau tiède réussirent, non sans peine, il faut l'avouer, à faire sortir cette masse enchâssée dans le conduit, et immédiatement il recouvrait l'ouïe qu'il avait perdue depuis dix mois.

Dans des cas semblables, on pourrait instiller dans l'oreille quelques gouttes d'huile d'amandes douces pour ramollir le cérumen. Le Dr [Giampiétro se sert avec avantage de l'iode quand le bouchon est très-dur. Si la membrane du tympan est enflammée et si elle est baignée de pus, on peut faire un lavage matin et soir avec de l'eau tiède et puis laisser tomber dans l'oreille quelques gouttes de glycérolé de tannin.

C'est avec ce simple traitement que M. Tillaux a guéri M. Fr... de son vertige, de ses bourdonnements et de sa surdité. S'il y a une lésion du tympan avec sclérose des osselets, comme chez les malades de Swanzy, il faut injecter des solutions astringentes dans l'oreille moyenne par la trompe d'Eustache ; il vaut encore mieux faire des insufflations par le cathéter. S'il existe du pus dans la caisse, il faut percer la membrane du tympan et essayer d'empêcher la cicatrisation de se faire. Widde emploie cette même perforation pour guérir les bourdonnements. Duplay les a vus diminuer par la compression et au besoin par la ligature de la mastoïdienne. Mais si la lésion primitive n'existe pas à l'extérieur et si l'on suppose que l'irritation a produit une exsudation sanguine dans le labyrinthe, le médecin doit alors agir rapidement et avec énergie et ne pas se laisser décourager si un bon résultat est lent à se faire sentir. Triquet conseille, dans ce cas, d'ouvrir les veines du pavillon ou d'appliquer des sangsues l'une après l'autre pour avoir un écoulement continu. Ménière fils a observé que les fumigations produisent souvent de bons effets. Surtout ne pas négliger les révulsifs. Rappelons-nous l'histoire du médecin, dont nous parle M. Charcot à la fin de sa remarquable conférence sur la maladie de Ménière :

« Tous les traitements mis en œuvre ayant échoué, dit le savant professeur, je proposai, faute de mieux, l'application de pointes de feu sur la région mastoïdienne gauche. Les applications furent répétées trois ou quatre fois. A la suite de ce traitement, tous les symptômes se sont manifestement atténués. »

Enfin, lorsque tout aura été inutile, lorsque la fréquence et l'intensité des vertiges feront de la vie du patient un supplice intolérable, il serait bon de produire artificiellement la surdité définitive. Nous partageons, sur ce point, entièrement l'opinion de M. le professeur Charcot, et tout praticien doit rechercher la découverte d'un moyen qui hâterait cette solution.

QUESTIONS

Anatomie et histologie. — Appareil génito-urinaire.

Physiologie. — Des mouvements et des bruits du cœur.

Physique. — Usage thérapeutique des courants électriques.

Chimie. — Caractères génériques des nitrates; préparations et propriétés des nitrates de potasse, de baryte, de bismuth, de mercure et d'argent.

Histoire naturelle. — Des fruits, leur structure, leur classification. Quels sont les fruits employés en médecine ?

Pathologie externe. — Diagnostic et classification des calculs urinaires.

Pathologie interne. — De la syphilis congénitale.

Pathologie générale. — Des hydrophlegmasies.

Anatomie et histologie pathologiques. — De l'hydrocéphale.

Médecine opératoire. — Des divers procédés de trachéotomie.

Pharmacologie. — Des préparations pharmaceutiques qui ont pour base les amandes douces et amères et le laurier-cerise. Etude comparée des eaux distillées de laurier-cerise, d'amandes amères, et de l'acide cyanhydrique médicinal.

Thérapeutique. — Des médicaments sudorifiques.

Hygiène. — De l'établissement des voiries.

Médecine légale. — A quels signes distingue-t-on le suicide de l'homicide ?

Accouchements. — Des grossesses gémellaires.

Vu par le président de la thèse,
CHARCOT.

Vu et permis d'imprimer :
Le vice-recteur de l'Académie de Paris,
A. MOURIER.

www.ingramcontent.com/pod-product-compliance
Lightning Source LLC
Chambersburg PA
CBHW060457210326
41520CB00015B/3987